DE LA

SYPHILIS

AVEC

QUELQUES CONSIDÉRATIONS

SUR LES MALADIES LES PLUS FRÉQUENTES

DES ORGANES GÉNITAUX

DE L'HOMME ET DE LA FEMME.

PAR M. BORDÈRE,

Médecin consultant à Bordeaux.

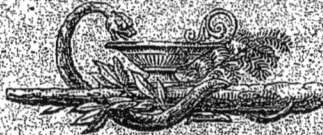

A BORDEAUX,

CHEZ L'AUTEUR, RUE FONDAUDÈGE, 19.

CONSULTATIONS TOUS LES JOURS

DE DIX A QUATRE HEURES.

1846.

DE LA

SYPHILIS

AVEC

QUELQUES CONSIDÉRATIONS

SUR LES MALADIES LES PLUS FRÉQUENTES

DES ORGANES GÉNITAUX

DE L'HOMME ET DE LA FEMME.

PAR M. BORDÈRE,

Médecin consultant à Bordeaux.

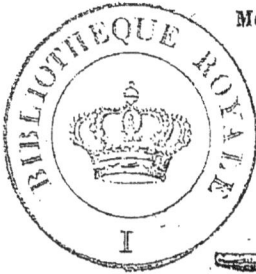

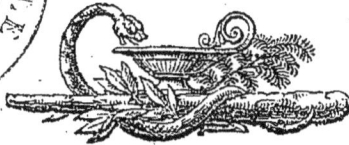

A BORDEAUX,

CHEZ L'AUTEUR, RUE FONDAUDÉGE, 19.

CONSULTATIONS TOUS LES JOURS,

DE DIX A QUATRE HEURES.

1846.

BORDEAUX. — IMPRIMERIE DE LAZARD-LÉVY,

Rue du Cancera, 67, près de la rue Ste-Catherine.

AVANT-PROPOS.

Quelques médecins m'accuseront peut-être d'efforts inconsidérés en initiant le public dans le domaine de la science ; d'autres m'applaudiront, je l'espère, en se rappelant que le progrès a fécondé les intelligences, et que, dès-lors, toutes ont acquis le droit de puiser des connaissances dans une science créée pour les besoins des hommes.

Il semble, au premier aperçu, que les études variées qu'elle exige doivent être un obstacle insurmontable à l'idée d'en faire pénétrer les éléments dans la société.... Cependant, si l'on réfléchit que, malgré la difficulté qu'elle présente dans son ensemble, elle contient un certain nombre de vérités, d'avertissements qui servent de base à l'hygiène générale de la plupart des affections, on comprendra que le reproche qu'on m'adresserait ne serait pas fondé, et que, s'il y a un point ardu et laborieux, il reste en partage au médecin.

Pour appuyer ma proposition, je citerai l'exemple du développement des symptômes des maladies de l'appareil de la génération ; maladies nombreuses, redoutables, qui se développent souvent d'une manière lente, et qui n'a-vertissent sérieusement ceux qu'elles atteignent que lors-qu'elles ont produit une altération profonde de la santé.

Ces maladies passaient autrefois pour être au-dessus des ressources de l'art. Une fausse honte, l'insouciance même, détournaient les malades de réclamer les secours d'un médecin; ils ne s'adressaient à lui que vaincus par la douleur et parvenus au dernier terme de la maladie. Mais depuis que l'attention de quelques hommes s'est ap-pliquée à leur étude, que des travaux éclairés ont été publiés par ces derniers et consultés par les malades, ceux-ci y ont aussitôt cherché le tableau de leurs souf-frances, et y ont puisé l'espoir d'y mettre un terme.

Voilà donc pourquoi, en livrant cet opuscule, je n'ai pas eu la prétention de faire de la science; j'ai eu le désir de précautionner les malades contre les désordres que ne manque pas d'occasionner en eux l'influence se-crète des maladies de la génération. Je n'ai point passé en revue leur cadre nosologique, j'ai rappelé celles qui sont les plus fréquentes. Les douleurs qu'elles détermi-nent, la gravité des accidents qu'elles entraînent, le dés-espoir dans lequel elles plongent les malheureux qui en sont atteints avant de les conduire au tombeau, justifient le but que je me suis proposé.

DE
LA SYPHILIS.

MALADIES
DES ORGANES GÉNITAUX
CHEZ L'HOMME.

Gonorrhée, ou Urétrite aiguë.

La *gonorrhée* est le produit de l'inflammation de la membrane muqueuse de l'urètre, caractérisée par l'écoulement d'une matière mucoso-purulente.

Beaucoup de médecins ont considéré cette maladie comme un signe, sinon certain, du moins présumable, de l'infection vénérienne. Pour moi, je ne me rends pas à leur opinion; aussi, avec beaucoup de malades, je déplore les suites désastreuses de l'emploi inconsidéré d'une méthode mercurielle.

J'apporte donc une grande distinction entre la gonorrhée et l'existence du virus vérolique.

L'*urétrite* survient sous l'influence de deux ordres de causes ; les unes internes ou individuelles, les autres externes.

Les affections dartreuses, rhumatismales, goutteuses, la syphilis constitutionnelle, la trop grande acidité des urines, etc., sont autant de causes prédisposantes et déterminantes de l'urétrite.

Les causes externes sont nombreuses : en première ligne est le rapprochement avec une femme malpropre ou affectée d'un écoulement syphilitique, de fleurs blanches, l'excès de rapports avec elle ; — l'équitation, la marche trop prolongée ; enfin les boissons diurétiques irritantes, l'abus des substances salines, et les changements atmosphériques.

Lorsque la cause a agi, l'urétrite débute par la fosse naviculaire, et chemine ainsi d'avant en arrière ; tous les symptômes se déclarent, et le malade est bientôt en proie à des douleurs insupportables.

L'affection s'annonce par un léger prurit à l'orifice du canal de l'urètre, un sentiment de chaleur dans tout le trajet de ce canal. La muqueuse sécrète alors une humeur incolore et gluante qui colle les deux lèvres du méat urinaire, et laisse sur le linge de petites taches grises. Les jours suivants, à la démangeaison succèdent une douleur continue et une chaleur incommode ; la région malade devient le siége d'une inflammation et d'une tension considérables ; les érections deviennent fréquentes, le pénis se courbe, et le trajet de l'urètre donne au toucher la sensation d'une corde tendue et recourbée comme lui (*chaude-pisse cordée*).

La douleur va toujours en augmentant; l'humeur sécrétée devient peu à peu opaque, puis jaune, et enfin jaune-verdâtre.

Mais à ces symptômes locaux viennent se joindre les symptômes du voisinage, des troubles fonctionnels.

Dans l'infection vérolique, nous ne remarquons presque jamais l'existence des symptômes précédents. Des accidents d'une autre nature les remplacent. Ainsi, on voit, à l'extrémité ou à la base du gland, une ou plusieurs ulcérations avec un caractère particulier, auxquelles on donne le nom de *chancres*. Souvent le prépuce est envahi, un gonflement œdémateux s'en empare, auquel participent les vaisseaux lymphatiques. Ceux-ci propagent l'inflammation par continuité de tissus jusqu'aux ganglions du pli des cuisses, et donnent lieu à un *bubon*.

Si un traitement convenable n'arrête les progrès de cette maladie, sa terminaison est toujours suivie de désordres alarmants. Ainsi, l'économie entière est bientôt imprégnée du virus; des ulcères au voile du palais creusent une perforation profonde; des choux-fleurs, des ragades désolent ou les organes générateurs, ou le pourtour de l'anus, etc.

Quant à la gonorrhée, si elle n'est pas suivie de ces désordres, ceux qui la terminent ne sont pas moins sérieux.

Elle peut se terminer par résolution, par métastase, ou bien passer à l'état chronique.

On doit prévenir autant que possible la métastase à l'aide d'un bon traitement, car elle peut se porter sur des organes très importants, tels que le testicule, la vessie, les yeux qu'elle détruit en quelques heures, etc.

TRAITEMENT. — D'après la disinction que nous avons signalée entre la gonorrhée ou écoulement par le canal de l'urètre, et l'infection vérolique, sans nul doute nous devons employer une méthode différente pour les combattre. Notre unique but est d'arrêter les effets de ces maladies, effets qui, s'ils ne sont pas conjurés avec bonheur, renferment en eux le germe d'une foule de maux qui arrêtent l'adulte dans le milieu de sa carrière, ou accablent le vieillard pendant le peu de jours qui lui restent à vivre.

Urétrite chronique.

L'*urétrite chronique* succède presque toujours à l'urétrite aiguë.

Elle est caractérisée par un écoulement peu abondant, visqueux, blanc ou jaune-verdâtre, peu intense, même roussâtre s'il y a ulcération de la membrane muqueuse du canal urinaire. L'écoulement est toujours plus fort le matin; ordinairement il ne produit que peu de douleur; la fatigue, l'équitation l'augmentent; l'usage des excitants, les plaisirs de l'amour le font persister indéfiniment, si les moyens de guérison bien dirigés ne lui sont opposés.

L'urétrite chronique peut se terminer par l'induration d'un des points de l'intérieur du canal, son ulcération, ou la formation de carnosités à sa surface.

Les rétrécissements de l'urètre, les fistules urinaires,

et divers autres accidents, sont presque toujours la conséquence de cette maladie.

TRAITEMENT. — Ici le traitement demande de la part du médecin peut-être plus de perspicacité que dans l'urétrite aiguë. Les désordres qu'il est appelé à réparer, ou les dangers qu'il doit prévenir, lui imposent l'obligation de recourir à une saine méthode.

De l'influence de la Gonorrhée sur les organes génito-urinaires.

On peut dire que la gonorrhée n'est suivie d'aucun accident fâcheux, si elle a été bien traitée dès le début. Mais lorsqu'elle a été intense et que le traitement n'a pas été convenable, surtout si l'individu a été plusieurs fois atteint, elle peut avoir des suites funestes. Alors elle peut occasionner des rétrécissements du canal urinaire, des fistules urinaires, produire le catarrhe de la vessie, les dégénérescences de la prostate, les incontinences d'urine.

De tous ces désordres, l'exercice des fonctions reste incomplet. Le malade interroge avec appréhension chaque symptôme nouveau qui apparaît; à des lésions matérielles succède un désordre moral; la crainte accompagne sans cesse; et bien des individus ont eu le reste de leur vie entouré de chagrins dont l'origine remontait à une maladie secrète dont le traitement avait été dicté par l'ignorance et l'incapacité.

Balanite.

La *balanite* est l'inflammation de la muqueuse du gland, accompagnée quelquefois de celle du prépuce (*balanoposthite*).

Cette maladie s'observe chez les individus dont le gland est recouvert par le prépuce. Chez eux, la susceptibilité des surfaces muqueuses qui tapissent ces parties, jointe au séjour des matières irritantes, telles que le pus d'une blennorrhagie ou de la sécrétion exagérée d'une matière grasse, sont autant de causes prédisposantes.

La balanite survient le plus souvent à la suite d'un rapprochement, soit par l'effet de l'irritation qu'a développée le frottement ; soit que le gland ait été exposé au contact d'une sécrétion morbide irritante.

Peu de temps après l'application de la cause, le malade éprouve une démangeaison vers l'extrémité du gland ; les parties sont plus animées, plus chaudes. Deux ou trois jours après, une chaleur douloureuse remplace le prurit ; la sécrétion devient abondante, épaisse, et reprend une couleur jaune pâle ; l'épithélium qui recouvre le gland se détache par plaques ; les follicules qui sont à sa base s'enflent, s'ulcèrent même de manière à simuler des chancres.

Cette maladie, quoique simple en apparence, peut, si elle est livrée à elle-même, entraîner des accidents fâcheux. Ainsi elle donnera lieu à un phimosis inflammatoire. L'engorgement des ganglions de l'aine, les végétations, les ulcérations, peuvent encore en être les suites ou viennent la compliquer.

TRAITEMENT. — Les lotions émollientes et sédatives
ne sont pas souvent sans dangers. Il est un traitement
plus prompt et plus efficace, quelle que soit d'ailleurs
la période de la maladie. Les moyens qui nous réussis-
sent sont une dissolution de nitrate d'argent, ou un caus-
tique de ce genre.

Phimosis.

Le *phimosis* est une maladie de l'organe extérieur de
la génération, dans laquelle le gland est recouvert de
son prépuce, sans qu'on puisse le refouler en arrière.
Cette disposition peut exister depuis la naissance, ou
être accidentelle.

Toute cause pouvant déterminer l'étroitesse du prépuce, ou augmenter le volume du gland, peut déterminer cette affection. Les individus qui, par une disposition congénitale, auront le prépuce long et étroit, y
sont particulièrement prédisposés.

La blennorrhagie et les chancres en sont les causes
les plus ordinaires. Le pus de la blennorrhagie, arrêté
dans son libre cours, s'amasse entre le gland et le prépuce, y séjourne, les enflamme, et donne lieu au phimosis. Les chancres, surtout lorsqu'ils occupent le
pourtour du bord libre du prépuce, en déterminent
l'irritation ; la peau est tirée vers son extrémité, et
forme un bourrelet au fond duquel on aperçoit à peine
l'orifice extérieur qui donne un libre cours aux urines.

Chez les vieillards, l'orifice du prépuce se contracte
et devient souvent d'une étroitesse telle, qu'il s'oppose

au jet de l'urine, et développe alors la maladie que nous signalons.

Le phimosis abandonné à lui-même n'offre pas de dangers réels, s'il est congénital ; mais il expose les individus qui en sont atteints à des inconvénients qui les contraignent à réclamer les secours du médecin.

Quant au phimosis inflammatoire ou accidentel, il présente de graves dangers : ainsi la gangrène du prépuce, ou bien des adhérences entre ce dernier et le gland, et qui font appréhender de se livrer, non sans douleur, à l'acte de la procréation.

Traitement. — Le traitement du phimosis comprend deux ordres de moyens. Les premiers consistent en des soins appropriés à la cause déterminante ; les autres, dans une opération qui, quoique simple, réclame une main exercée.

Paraphimosis.

On donne le nom de *paraphimosis* à la maladie qui est le contraire du phimosis, et qui consiste dans l'étranglement du gland par le prépuce retiré et resserré derrière lui.

Toute cause capable de produire une érection forte et continue, telle que l'exercice à cheval, les attouchements impurs, peuvent le produire. On l'observe souvent chez les enfants dont le gland s'est tenu caché, et qui, se livrant à sa recherche, emploient la force pour le faire saillir.

On le voit aussi chez les nouveaux mariés, la première nuit de leurs noces, par suite de la violence qu'ils exercent pour vaincre l'obstacle du détroit vaginal. Alors le gland se découvre, il devient étranglé, et l'on a vu des hommes assez ignorants pour accuser injustement leurs épouses de leur avoir communiqué une maladie syphilitique.

Le plus ordinairement il arrive que le bourrelet qui étrangle d'une manière circulaire la base du gland, l'enflamme de plus en plus, et ce gonflement est si considérable, qu'il en résulte une rétention d'urine que le médecin fait cesser à l'aide de la sonde. Toutefois, après qu'il a arrêté les premiers accidents, le malade éprouve de l'anxiété; des douleurs vives se font sentir; elles ne cessent que quand la gangrène a détruit le bourrelet et la bride circulaire, cause de tous les accidents.

TRAITEMENT. — Si l'accident est récent, qu'il affecte des parties auparavant saines, et que l'inflammation soit peu considérable, on pratique le taxis, et la réduction s'opère facilement. Si, au contraire, l'étranglement est ancien; c'est à l'habileté du médecin de le faire cesser au plus tôt, d'arrêter les douleurs, et de prévenir la gangrène.

Hypospadias.

On donne ce nom à la conformation anormale de l'organe extérieur de la génération, qui consiste dans un arrêt de développement du canal de l'urètre, qui tantôt manque entièrement, et d'autres fois existe en partie. Ainsi, au lieu de rencontrer l'ouverture du conduit urinaire à l'extrémité du gland, c'est au-dessous de la tige

qu'il surmonte, et dans un endroit plus ou moins rap-
proché de sa racine.

Dans l'*hypospadias,* souvent le canal de l'urètre existe,
mais il est bouché par une fausse membrane jusqu'à
l'endroit où son ouverture anormale apparaît sous l'organe extérieur de la génération.

Souvent aussi le canal de l'urètre manque dans toute
la portion de cet organe jusqu'à l'ouverture insolite qui
se rencontre seulement au périnée, en formant une cavité bordée des replis de la peau qui ont dissimulé, dans
certains cas, les testicules. Cela a donné lieu à une erreur, de prendre un sexe pour l'autre, surtout lorsque
l'organe extérieur de la génération produit peu de saillie.

C'est ce vice de conformation dont beaucoup d'auteurs
ont parlé, et dont s'est emparée la fable, qui a fait
croire à l'hermaphrodisme humain.

L'hypospadias ne nuit point à la faculté d'excréter les
urines ; seulement, elles tombent perpendiculairement
entre les jambes, et ne peuvent jamais être lancées au
loin.

Ce n'est pas non plus un empêchement à la faculté
d'engendrer ; cependant l'acte éprouvera d'autant plus
de difficulté que l'ouverture urétrale sera plus rappro-
chée des bourses, et offrira, par conséquent, plus de
difficulté dans l'émission de la liqueur séminale.

TRAITEMENT. — On ne doit pas considérer cette maladie comme une infirmité incurable. Il peut arriver que
la simple introduction d'un stylet boutonné détruise la
bride accidentelle qui oblitère l'orifice extérieur du canal de l'urètre.

Epispadias.

C'est aux professeurs Duméril et Chaussier que l'on doit l'introduction de ce nom dans le langage médical. Il a été créé par opposition au mot *hypospadias*, parce que, dans l'infirmité dont nous nous occupons, l'ouverture anormale de l'urètre se trouve en dessus de l'organe extérieur de la génération, au lieu d'être en dessous.

Ce dernier vice de conformation est plus rare que le précédent ; ses inconvénients ne sont pas moindres ; ils seraient même plus grands, en ce que l'urine sort en formant une nappe de liquide très incommode et très désagréable ; et en ce que la situation de cette ouverture apporterait dans l'acte de la génération des empêchements encore plus grands que dans l'hypospadias.

Traitement. — Pour remédier à cette infirmité, plusieurs procédés ont été pratiqués. Ils tendent à rétablir le canal de l'urètre dans son étendue normale.

Mais l'opération est moins compliquée, lorsque l'urètre est seulement oblitéré par une fausse membrane que l'on détruit facilement à l'aide d'un moyen très simple.

Orchite (engorgement des testicules).

L'engorgement de l'un des testicules, et souvent de tous les deux, peut se manifester à la suite de la suppression brusque d'un écoulement gonorrhéique par l'emploi des révulsifs pendant sa première période. Mais cet engorgement est le plus souvent la conséquence de

l'irritation qu'éprouve le cordon des vaisseaux spermatiques, lorsque les malades atteints d'un écoulement
n'ont pas le soin de soutenir les bourses à l'aide d'un
bandage. Le cordon est, en effet, douloureusement ti-
raillé pendant la marche ; bientôt l'inflammation s'empare de l'épididyme, auquel il se termine ; la fluxion
devient considérable, s'étend en remontant vers l'anneau ;
le testicule acquiert le volume d'un gros œuf ; des douleurs vives se font sentir, la fièvre s'allume, les malades
sont forcés de s'arrêter.

Cependant d'autres causes déterminent encore l'*orchite*. Il est évident que des coups, des chutes sur les
testicules peuvent appeler leur inflammation.

Les secousses que l'équitation imprime au corps quand
on n'est point habitué aux allures du cheval, l'introduction d'une sonde dans la vessie, sont quelquefois suivies
de l'engorgement du testicule.

Lorsque cette maladie se développe, si c'est à la suite
d'une gonorrhée, on la voit s'arrêter brusquement. Une
douleur pongitive et sourde se fait sentir dans un des
testicules, le gauche particulièrement. Si les progrès du
mal ne sont pas enrayés, il y a bientôt un développement
de l'un de ces organes ; la tumeur apparaît avec de la
dureté. Le malade éprouve vers la région du bas-ventre
un sentiment de pesanteur qui va progressivement s'augmentant. La pression la plus légère ne peut être suppor-
tée, et des élancements affreux rendent la douleur into-
lérable.

L'engorgement du testicule est quelquefois accompa-
gné d'un léger épanchement de sérosité dans la tunique

vaginale. La résolution de cet épanchement se fait, en général, en même temps que l'inflammation qui y a donné
lieu.

Cette maladie peut se terminer de plusieurs manières :
par résolution, par suppuration, ou par induration. La
première de ces terminaisons est évidemment celle qu'il
faut se proposer. La maladie, en effet, après avoir par-
couru ses différentes périodes, disparaît successivement,
et ne laisse d'autre trace de son passage qu'un petit engorgement de l'épididyme.

La suppuration est fâcheuse, parce qu'elle amène la
destruction de l'organe, comme nous pourrions en citer
des exemples, et qu'elle s'accompagne d'accidents fébri-
les qui compromettent la vie des malades.

Quant à la terminaison de l'orchite par induration,
elle est toujours à redouter, parce que souvent elle est
suivie de dégénérescence cancéreuse.

Les indurations du testicule ou la dégénération cancéreuse ne s'accompagnent pas toujours de douleurs vives;
elles sont indolentes, et laissent quelquefois le malade
dans une sécurité perfide. Mieux vaut le cas, comme dans
l'orchite aiguë, où des douleurs lancinantes avertissent
immédiatement le malade des ravages du mal et des dangers qu'il lui fait encourir.

Nous n'avons pas encore parlé d'une terminaison de
l'orchite par ce qu'on appelle *répercussion* ou *déli-
tescence*. On désigne sous ce nom la disparition brusque,
rapide, d'une orchite à la suite de l'emploi de moyens
nommés *répercussifs*, tels que les réfrigérants, la terre
cimentée des couteliers, etc. On ne peut certainement

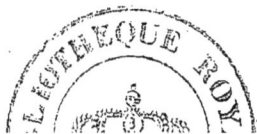

2

nier que leur usage n'ait été suivi, dans quelques cas, de succès en quelque sorte miraculeux; mais l'expérience a démontré que, dans une foule d'autres, ils ont amené l'induration testiculaire. C'est dans des circonstances de cette nature que l'empirisme joue le plus détestable rôle, et que les malheureux malades sont victimes et de leur crédulité et de l'ignorance des prétendus guérisseurs.

TRAITEMENT. — Le traitement de l'orchite, d'après les vrais principes de la science, varie suivant deux circonstances qu'il est essentiel de noter : lorsqu'elle est due à la suppression d'un écoulement syphilitique, ou lorsqu'elle est le résultat de coups, de chutes ou de pressions.

Sarcocèle.

Le mot *sarcocèle* s'applique ordinairement à la désignation de la dégénérescence cancéreuse du testicule.

On l'observe très rarement dans la jeunesse. Sa fréquence a lieu depuis l'âge de trente ans jusqu'à cinquante. C'est effectivement à ces deux périodes de la vie que les fonctions génératrices ont leur plus grande activité, que les hommes s'abandonnent aux plaisirs des sens, qu'ils contractent des maladies vénériennes, qu'ils se livrent à des exercices plus ou moins violents, à la suite desquels les testicules peuvent être froissés par des coups, des chutes, etc.

Les inflammations aiguës du testicule qui sont mal traitées, surtout à la suite d'une gonorrhée, passent très facilement à la dégénérescence cancéreuse. Les individus lymphatiques et sanguins y sont plus sujets que les autres. Certaines professions paraissent y prédisposer : ce sont celles dans lesquelles les testicules sont exposés à un froissement subit ou à des contusions fortes.

Le sarcocèle a, en général, une marche assez lente. La maladie envahit d'abord le plus ordinairement le corps du testicule, et s'étend en arrière vers l'épididyme. Dans le principe, bornée à un point de l'organe, le malade y reconnaît une dureté qui est douloureuse lorsqu'il la comprime. Insensiblement elle augmente d'étendue, et on éprouve un sentiment de pesanteur qui s'étend le long du cordon des vaisseaux spermatiques. A cette époque, le testicule a acquis un volume à peu près double de celui qu'il a dans l'état normal ; il est dur, pesant, et quelquefois sa surface est devenue inégale et bosselée. Cet état constitue le premier degré du sarcocèle, désigné sous le nom de *squirrhe*. Abandonnée à elle-même, la maladie prend un aspect plus grave. Des douleurs lancinantes se font sentir dans la tumeur, le moindre attouchement devient pénible ; la marche est très gênée, un faux pas détermine une sensation fort douloureuse. Le malade ne peut plus se livrer au travail. Alors le testicule augmente de volume, les douleurs lancinantes se manifestent à des intervalles plus rapprochés, le sommeil en est troublé.

Cependant le sarcocèle n'arrive pas toujours à une extrémité aussi cruelle, si le malade réclame assez tôt les secours de l'art, avant que de plus grands ravages se soient établis.

Quelle est la cause intime du sarcocèle ? nous l'ignorons ; mais on le voit survenir à la suite de coups, d'un froissement du testicule, d'une orchite qui succède à la suppression d'une gonorrhée, etc.

La terminaison de cette maladie est plus ou moins grave, selon l'état de dégénérescence de l'organe.

TRAITEMENT. — Le sarcocèle n'offre pas toujours les mêmes ressources curatives. Trop de malheureux ont succombé pour avoir perdu un temps précieux à essayer de vains remèdes. C'est donc à une pratique sage et éclairée à décider les moyens propres à employer pour suspendre une fin funeste.

Hydrocèle.

L'*hydrocèle* est une maladie qui consiste dans l'accumulation d'une plus ou moins grande quantité de sérosité dans une des membranes qui enveloppe le testicule, et qu'on nomme *tunique vaginale*.

Il est une forme d'hydrocèle que nous ne ferons que mentionner, et qu'on ferait mieux de désigner sous le nom d'*œdème*. Elle est presque constamment symptomatique d'une affection organique quelconque, telle qu'un cancer, un anévrisme, une oblitération des veines, etc.

Cependant l'hydrocèle peut être, dans certains cas, idiopathique ou locale, dépendant d'une cause externe. C'est ainsi qu'elle se montre chez les nouveau-nés et chez les vieillards. On l'observe chez les premiers à la suite d'un accouchement laborieux, lorsque les bourses ont été comprimées. Les vieillards en offrent des exem-

ples à la suite d'un écoulement involontaire des urines.
Ce fluide, en se répandant d'une manière presque inces-
sante, irrite la peau du scrotum, et amène l'infiltration
séreuse du tissu cellulaire qui unit les membranes dont
il est composé.

Mais, comme déjà nous l'avons dit, la description de
cette variété d'hydrocèle ne doit pas trouver place dans
un cadre étroit. Occupons-nous de l'hydrocèle par épanchement.

C'est presque constamment dans la tunique vaginale
que la sérosité s'amasse ; elle pourrait néanmoins se dé-
poser dans le dartos, la membrane albuginée, et le testicule lui-même.

Nous ne parlerons avec quelques détails que de l'hydrocèle de la tunique vaginale.

On observe cet épanchement chez les enfants et chez
les adultes. Dans le premier cas, elle est congéniale ;
dans le second, elle est accidentelle.

L'hydrocèle congéniale est assez rare ; elle s'accompagne souvent de la hernie ; voici pourquoi : — La tunique vaginale formée par le péritoine accompagne le
testicule lorsqu'il sort de l'anneau inguinal pour venir
se placer dans les bourses. Dans les circonstances ordinaires, l'anneau se resserre et intercepte la communica-
tion de cette tunique avec l'abdomen. Mais, quand ce
phénomène n'a pas lieu, une portion d'intestin s'engage
à travers et descend plus ou moins bas dans les bourses.
En même temps l'exhalation séreuse qui se fait à la surface du péritoine, se répand dans la cavité de la tunique,
s'y accumule, et constitue l'hydrocèle.

On reconnaît cette hydrocèle aux caractères suivants : tumeur fluctuante, volumineuse lorsque l'enfant est debout, disparaissant lorsqu'il est couché et lorsqu'on la comprime.

Lorsque l'hydrocèle est accidentelle et se manifeste chez un adulte, les phénomènes de son développement sont différents.

La tumeur se fait avec d'autant plus de lenteur, que la tunique vaginale, siége de la sécrétion morbide, résiste davantage. On observe alors un développement dans l'intérieur des bourses, placé à droite ou à gauche ; les rides du scrotum se sont effacées du côté affecté ; la peau est tendue, luisante. Le malade ne ressent pas, en général, de douleur ; il n'est incommodé que par la pesanteur inaccoutumée des parties, et par le volume de la tumeur qui gêne la marche.

L'infection syphilitique, les contusions, les froissements des testicules, peuvent être la cause de la formation de l'hydrocèle.

Sa terminaison est le plus souvent peu grave, et les moyens que l'art possède pour arriver à sa guérison sont, dans le plus grand nombre de cas, suivis de succès. Les malades reculent devant la ponction pour vider la tumeur lorsqu'elle est devenue volumineuse. C'est un tort, car la tumeur augmente, et, outre le désagrément de porter une infirmité aussi gênante, on donne à la tunique vaginale le temps de s'épaissir, et de rendre la guérison radicale plus difficile.

TRAITEMENT. — Plusieurs méthodes sont mises en usage pour la cure des hydrocèles ; mais il en est une

entre elles qui me réussit lorsque je suis consulté à son
début, sans recourir à un procédé opératoire.

Pertes diurnes de la liqueur séminale.

On donne le nom de *pertes* ou *pollutions diurnes* à un
écoulement habituel et continu de la liqueur séminale,
qui a lieu pendant la veille.

Arétée regardait la perte séminale diurne comme une
gonorrhée continue.

Assez souvent on confond cette maladie avec la gonorrhée vraie; la différence est cependant facile à saisir.
Dans le premier cas, l'écoulement se produit par un flux
paisible et modéré, tandis que, dans la gonorrhée, l'é-
coulement a lieu goutte à goutte.

Dans certains cas, il se fait un écoulement d'un liquide
visqueux, incolore, diaphane; souvent cet écoulement
survient à la suite des abus du coït ou des excès de l'o-
nanisme. Ce liquide est sécrété par la prostate et par les
follicules muqueux de l'urètre.

Lorsqu'il y a pertes séminales réelles, la santé s'altère,
tandis que l'écoulement prostatique ne constitue qu'une
incommodité.

Certaines causes principales prédisposent aux pertes
séminales. Ainsi, la gonorrhée, qui précède souvent la
perte ou pollution, en est la cause la plus directe et la
plus énergique. Les maladies dartreuses en sont encore
une des principales causes, ainsi que l'onanisme et le
rapprochement immodéré des femmes.

Il y a des causes secondaires, qui sont : la vie trop sédentaire, le tempérament nerveux, le mauvais régime, les hémorrhoïdes, l'exercice à cheval trop forcé.

Enfin, quand les pollutions se sont produites, certaines causes tendent à les entretenir, telles que le virus vénérien, une constipation excessive, ou bien une diarrhée chronique.

Outre le symptôme local qui est compris dans la définition de cette maladie, il en est de généraux. Ainsi, le malade est atteint de maigreur et de pâleur progressives; il y a stupidité, énervation, faiblesse profonde; les yeux sont caves et enfoncés. Au milieu de tout cela, le malade n'accuse pas de douleurs; les forces digestives sont affaiblies, mais l'appétit se soutient; il augmente même jusqu'à la voracité. Le malade devient morose, sa mémoire s'amoindrit, sa vue s'éteint, etc.

Telle est l'issue de cette affection, quand elle n'est pas combattue ou qu'elle l'est trop tard. Il faut donc agir promptement pour s'efforcer de la guérir.

TRAITEMENT. — Le médecin doit observer quels sont l'état et les causes de la maladie; il doit les attaquer franchement, s'il peut les connaître.

Pertes nocturnes séminales.

On appelle *pollution nocturne* l'émission involontaire de la semence pendant le sommeil, accompagnée de sentiment voluptueux. Elle est plus fréquente que la diurne, plus susceptible de devenir habituelle.

Les individus qui se sont livrés à l'onanisme sont plus que tous autres exposés à ces pollutions fréquentes : alors ce n'est plus une surabondance séminale, c'est une maladie des organes destinés à la contenir. En tête des principales causes nous devons placer l'abus des femmes, l'excès des liqueurs fortes, du tabac, de la bière ; puis la continence, les cantharides, le seigle ergoté, et le café. Il est enfin des causes secondaires, telles que l'habitude d'un lit trop mollet, trop chaud, ou celle de se coucher sur le dos ou sur le ventre ; les dartres, l'amas d'une matière grasse entre le gland et le prépuce.

Après des émissions réitérées de semence, les forces se perdent, le corps maigrit, le visage pâlit, la physionomie prend un aspect sombre et mélancolique ; la mémoire se dégrade ; un sentiment de froid accompagne toutes les phases de la maladie. Parmi les signes tirés du moral, on voit l'individu atteint de ces pertes fuir la société et lui préférer la solitude, devenir jaloux du bonheur de ses semblables, etc.

Les pollutions nocturnes sont généralement plus graves que les diurnes. Elles sont rares d'abord, puis elles augmentent de fréquence. Enfin, si des soins éclairés de la part du médecin ne viennent en arrêter les ravages, elle peut conduire à la mort sans autre lésion que celle des organes spermatiques.

Traitement. — Il faut se hâter d'arrêter cette sécrétion exagérée. Les anciens en avaient bien senti l'importance, car Epicure défendait de faire abus des femmes, pour éviter une trop grande perte de semence. Des soins actifs et rationnels doivent toujours être opposés à

une aussi grave maladie, dont le traitement a tant oc-
cupé le cerveau des médecins de toutes les époques. La
pratique a doté la science du résultat de ses conceptions.
Les méthodes les plus opposées ont été mises en usage;
c'est au praticien qui s'occupe spécialement de ces affections à juger et à choisir.

De l'Incontinence d'urine chez l'enfant, l'adulte et le vieillard.

Nous n'avons en vue, dans cet article, que de parler
de l'incontinence essentielle, et non de l'incontinence
symptomatique.

L'écoulement involontaire du liquide urinaire hors de
la vessie par le conduit naturel, soit qu'il ait lieu d'une
manière continue ou intermittente, pendant le jour ou
pendant la nuit, dans l'état de veille ou dans celui de
sommeil, constitue l'*incontinence d'urine.*

Cette maladie dépend le plus souvent de ce que la
force expulsive de la vessie est exaltée, ou est restée
intégralement la même, lorsque la puissance résistible
du col de cet organe est sensiblement diminuée.

L'incontinence d'urine, plus commune à l'enfance et
à la vieillesse, est toujours une incommodité pénible et
désagréable.

Chez les enfants, l'incontinence dépend quelquefois
de l'extrême faiblesse de la vessie, mais plus encore de
son col qui laisse échapper le liquide urinaire sans que
l'enfant ait eu le temps de faire le moindre effort pour

le retenir. Plus tard, c'est pendant le sommeil dont le
profond besoin dérobe aux enfants la sensation qu'exprime l'excrétion de l'urine. C'est aussi pendant que
l'adolescent se livre avec ardeur à l'exercice de ses jeux
et qu'il temporise l'accomplissement de cette fonction,
que le sphincter, fatigué d'avoir retenu l'urine, la laisse
couler dans les vêtements.

On observe cette maladie chez les enfants débiles,
scrophuleux, chez ceux qui sont mal vêtus. Cependant
cette infirmité atteint des sujets d'une forte constitution
et placés dans d'heureuses conditions sociales.

Chez les adultes, c'est à l'abus des fonctions de la génération, à celui des boissons fermentées, à la présence
d'une gonorrhée chronique, à l'existence des rétrécissements du canal qui épuisent les forces contractiles du
col de la vessie, qu'est due l'incontinence d'urine.

Chez les vieillards, la faiblesse des propriétés vitales
de la vessie, son défaut de contractilité, symptôme avant-
coureur de la paralysie de cet organe, détermine cette
infirmité.

Si l'incontinence d'urine n'est pas toujours une affection grave, elle est au moins une infirmité dégoûtante.
On peut la faire cesser promptement, si les causes sont
légères ou récentes; mais, si elles sont très anciennes,
l'affection sera d'autant plus rebelle au traitement.

Il existe parmi les gens du monde une opinion assez
répandue : c'est que l'incontinence d'urine, passé la puberté, devient incurable ; qu'alors à la nature seule appartient la faculté de rétablir les fonctions de la vessie.
Erreur fatale ! espérance chimérique ! Cette opinion d'in-

curabilité, cette temporisation éventuelle et hasardée, donne à la maladie plus de force et plus d'acuité.

TRAITEMENT. — C'est toujours à détruire les causes que le médecin doit s'attacher. Les moyens à employer pour remédier à cette maladie sont nombreux et comptent des succès.

Mais, avant de terminer cet article, hâtons-nous de tenir en garde les parents qui emploient les châtiments, les privations envers de malheureux enfants atteints d'incontinence et accusés de paresse. Aujourd'hui nous savons que la paresse amène rarement cette maladie. Les causes mieux étudiées et mieux connues ont heureusement, avec des pratiques douces et humaines, procuré des moyens de guérison sages et rationnels.

De l'Impuissance.

Que de choses tristes dans ce mot! Il révèle, pour les gens du monde, la honte du jeune homme que le libertinage a privé prématurément de la puissance génératrice, les regrets de l'homme vers le retour qui devait compter encore sur quelques années de douces illusions, enfin la morosité du vieillard qui ne peut plus se méprendre sur les ravages du temps!...

L'impuissance a de tout temps excité l'observation des médecins presque autant que la sollicitude des malades. Malheureusement l'empirisme a tranché la question, et les sages résultats de l'expérience ont été le plus souvent méconnus.

Cette infirmité consiste dans l'inaptitude de l'homme à opérer un rapprochement fécondant. Le but de ce rapprochement est, en effet, la reproduction de l'espèce. Certains eunuques peuvent, il est vrai, exercer l'acte, mais ils ne sont pas moins impuissants.

Les causes de l'impuissance de l'homme sont originelles ou accidentelles. Parmi les premières, nous reconnaissons les imperfections des organes de la génération, certains vices de conformation. Ainsi, l'hypospadias, l'épispadias, le phymosis et le paraphymosis congénitaux, l'absence des organes qui président à l'acte du rapprochement, etc.

Les causes acquises ou accidentelles d'impuissance sont plus nombreuses et plus fréquentes que les précédentes. On signale parmi elles le sarcocèle double, l'atrophie des testicules, les rétrécissements du canal urinaire, le défaut d'érectilité par suite des excès de l'onanisme ou de l'épuisement vénérien; on a vu également que des coups, des chutes sur la partie postérieure de la tête déterminaient l'atrophie du cervelet et produisaient une impuissance incurable. Certaines influences morales agissent quelquefois avec une telle profondeur sur le cerveau, que le même phénomène en est la conséquence. Le chagrin, la haine, le dégoût, la jalousie, la peur sont encore des causes d'impuissance. Les constitutions affaiblies, l'abus des plaisirs de la table, des liqueurs spiritueuses, les travaux excessifs de l'esprit, ont aussi produit l'impuissance. Ne pourrait-on pas faire une pareille accusation à l'usage inconsidéré de l'aspiration du camphre en poudre, en tenant entre les lèvres ce petit objet de fantaisie nommé *cigarette-Raspail?* On le sait, le camphre, absorbé de n'importe quelle manière, calme ou suspend l'orgasme nerveux des parties de la génération.

Pour peu qu'on réfléchisse à l'effet des diverses causes d'impuissance que nous venons de signaler, il sera facile de voir que le traitement sera subordonné à chacune d'elles, et, par conséquent, varié à l'infini.

Nous regrettons que notre cadre soit trop restreint pour développer toutes les méthodes dans lesquelles l'homme atteint de cette infirmité pourrait y trouver quelque ressource.

A défaut de cela, examinons au moins l'influence dangereuse de plusieurs agents désignés sous le nom d'*aphrodisiaques.*

Certains libertins ne manquent pas d'avoir recours, pour stimuler en eux l'aiguillon de la chair, à la flagellation. Ils ignorent que l'excitation de la peau, se propageant aux organes intérieurs, les congestionne et les prédispose à de graves maladies. Ne se rappelle-t-on pas avec horreur une pratique employée autrefois par une secte de dévots, pratique dont usèrent les pédagogues pour la correction de leurs disciples? J.-J. Rousseau, dans sa jeunesse, ne repoussait pas ce genre de châtiment infligé et administré par une demoiselle plus âgée que lui; plus d'une fois, il s'exposa à recevoir le fouet de ses mains, surtout quand il se fut aperçu que cette punition développait en lui des signes manifestes de virilité.

Parmi les aphrodisiaques, on a vanté les cantharides

et le phosphore. Si leur propriété est incontestable, leur emploi inconsidéré est suivi des plus graves accidents. On sait l'action irritante que la première de ces substances exerce sur le col de la vessie, et les terribles effets de la deuxième, suivis de la mort chez certains vieillards, au milieu des jouissances qu'ils avaient si malencontreusement sollicitées.

Le Traitement de l'impuissance doit donc être physiologique et rationnel; soit que cette infirmité dépende d'une cause physique ou morale, le médecin cherchera à l'analyser, et s'efforcera d'agir.

MALADIES

DES ORGANES GÉNITAUX

CHEZ LA FEMME.

Nous avons signalé, dans la première partie de notre travail, les accidents les plus communs aux organes génitaux de l'homme et ceux qui sont le plus nuisibles à sa santé. Il nous reste à examiner chez la femme les principales maladies de la matrice, et à faire connaître les troubles généraux que souvent elles déterminent.

On ne peut envisager sans un pénible étonnement la

fréquence des affections utérines. Leurs symptômes sont
d'autant plus funestes, qu'ils ne révèlent aucun danger
apparent. La jeune fille ne s'inquiète pas d'un écoulement blanc qui altère sa santé, décolore son visage, et
enlève au sang ses principes constituants. La femme
mariée endure avec légèreté quelques douleurs sourdes
et lancinantes qu'elle ressent dans l'utérus, ne les attri-
buant à rien autre chose qu'au travail d'un accouchement ou à l'accomplissement de ses devoirs d'épouse.
Mais le jour arrive où il faut éclaircir ses doutes, ou,
plutôt, où il faut arrêter un mal qui va croissant et qui
placera cette femme au rang de celles qui traînent une
misérable existence.

Dans cette seconde partie, nous avons fait ressortir
que la cause principale de ces affections existe dans certaines habitudes, dans le séjour constant et inactif des
grandes villes, et dans certaines imprudences. Nous
ajoutons que c'est surtout dans le surcroît des fonctions
physiologiques de la matrice, qui appelle vers elle un
afflux de sang et un excès de sensibilité pour solliciter
la propagation de l'espèce. Cette pensée a fait dire à un
auteur, avec exagération peut-être : *L'utérus, c'est la
femme.*

Pertes ou Fleurs blanches (Leucorrhée).

On donne le nom de *fleurs blanches* à un écoulement
muqueux par les parties génitales de la femme, qui,
bien loin d'être toujours blanc, comme semble l'indi-
quer son nom, est très variable pour la couleur. Le

siége de cet écoulement se trouve dans la membrane muqueuse des organes de la génération.

De toutes les maladies dont les femmes peuvent être attaquées, les plus communes sont, sans contredit, les fleurs blanches. On peut répéter avec raison ce que quelques auteurs ont déjà dit : que les fleurs blanches constituaient plus de la moitié de la somme totale des maux des femmes. D'après quelques admirateurs de l'antiquité, on supposerait que les dames d'autrefois étaient exemptes de cette infirmité.

Cette maladie attaque également les filles, les femmes mariées, et les veuves. La connaissance des causes des fleurs blanches est importante, afin de déterminer si l'écoulement est vénérien ou ne l'est pas ; cas très sérieux pour le médecin, lorsque le bonheur et la tranquillité des familles peuvent dépendre de son jugement.

Parmi les causes nombreuses de cette maladie, nous citerons les principales. Ainsi, le seul accroissement de vitalité qu'acquiert l'appareil génital avant la première apparition des menstrues, l'onanisme, l'abus du rapprochement sexuel, les suites de couches laborieuses, les contusions sur le bas-ventre, l'usage des chaufferettes, les alternatives de froid et de chaud, déterminent l'apparition des fleurs blanches.

On les voit encore survenir à la suite de la suppression des règles, des hémorrhoïdes, des dartres, de la diarrhée, enfin par la diminution de la transpiration de la peau, par l'impression d'un air humide et froid, par l'habitation d'un lieu bas et mal aéré.

Certains aliments leur donnent aussi naissance : tels

Le séjour des grandes villes, les excitations conti-
nuelles, l'indolence, l'oisiveté qui règnent au milieu des
habitudes mondaines, prédisposent aux pertes utérines.
La présence de fleurs blanches, l'abus des injections
chaudes, l'usage abusif des chaufferettes, l'onanisme,
l'excès des plaisirs de l'amour, l'hystérie, les maladies
de la matrice, son déplacement, le cancer de cet organe, les ulcères de son col, sont aussi des causes très
fréquentes et très communes de ce genre d'hémor-
rhagie.

Parmi les symptômes de cette maladie, il en est qui
arrivent d'une manière foudroyante : ils sont alors fort
graves ; d'autres fois il y a des phénomènes précurseurs,
tels qu'un embarras vers la matrice, des douleurs dans
les lombes, des lassitudes générales, la décoloration de
la face, etc. Quelquefois on a vu qu'un caillot oblitérait
l'orifice de la matrice, et que la perte continuait sans
cesse en distendant la cavité de cet organe. Ce nouvel
accident est des plus funestes. Mais la faiblesse de la
respiration, le froid des extrémités, les syncopes, se-
ront des indices suffisants pour éveiller l'attention du
médecin, de la femme, des assistants même, et pour
ne pas permettre de s'abandonner à une sécurité perni-
cieuse.

Quant aux suites de ces hémorrhagies, on ne peut
juger de leur gravité qu'en en reconnaissant la cause.
Parmi ces écoulements sanguins, il en est un qui doit
appeler l'attention du médecin : c'est celui qui arrive
chez certaines femmes en état de grossesse. On doit y
apporter un prompt remède, et prévenir l'avortement,

car il en est toujours, dans ce cas, la conséquence iné-
vitable. — Les femmes atteintes d'hémorrhagies fréquentes ont toutes une disposition à devenir aveugles,
à la surdité, à l'hydropisie, et à une vieillesse anticipée.

TRAITEMENT. — Le traitement des pertes de la matrice sera dirigé en raison des causes de cette affection.
Aucune des maladies qui affectent les femmes n'est aussi
sujette à se reproduire que les pertes de la matrice. Il
semble que cet organe contracte une certaine disposition
atonique qui place presque toujours la femme sous le
cruel empire de la métrorrhagie chronique. Du côté du
médecin, cette maladie exige l'administration de soins
prompts et énergiques, une grande prudence, et une
présence d'esprit inébranlable. Aucun moyen thérapeu-
tique ne peut et ne doit être généralisé ni spécialisé dans
le traitement de cette affection. La circonstance, le mo-
ment, les causes, sont les seules influences qui doivent
faire agir l'observateur et le praticien.

Descente de la matrice.

D'après Boyer, la *descente de la matrice* reconnaît
trois degrés distincts. Il leur donne les noms de *relâchement*, de *descente*, et de *chute de la matrice*. Dans le
premier et le second cas, les femmes n'éprouvent que
de la pesanteur et des tiraillements dans les reins, qui
peuvent diminuer par le repos et la position horizontale.
Alors, dans ces affections, on sent dans le vagin une tumeur en forme de poire.

Lorsqu'il y a chute de la matrice, on voit la tumeur dont nous venons de parler faire saillie en dehors des organes de la génération.

Souvent il arrive une pesanteur gravative et des tiraillements à la région des reins ; puis survient une difficulté très grande d'uriner, un ténesme continuel, et des douleurs dans la tumeur elle-même, qui s'ulcère à cause du frottement qu'elle subit et du contact de l'urine qui l'humecte sans cesse. Ce sont là des motifs qui doivent faire hâter la réduction de la matrice.

Certaines causes favorisent ou occasionnent la descente de la matrice : par exemple, une largeur considérable du bassin, un grand relâchement des ligaments qui fixent la matrice ; un exercice du corps brusque et violent, l'équitation, le saut d'un lieu élevé, la constipation, la rétention d'urine, des coups sur la région du bas-ventre, etc.

En général, hors le temps de grossesse, le relâchement ou la chute de la matrice n'offre pas de grands dangers. Cependant, ces affections, quoique peu fâcheuses, peuvent dégénérer en une maladie chronique qui, alors, dérange et compromet la santé des femmes.

Quand la descente ou la chute de la matrice s'opère chez une femme enceinte, le cas est beaucoup plus grave ; on ne doit alors rien négliger pour en opérer la réduction.

TRAITEMENT. — Lorsque l'organe dont nous nous occupons est relâché ou qu'il est descendu fort bas, il ne suffit pas d'en faire la réduction, car la matrice se déplacerait de nouveau, si on ne s'y opposait par des moyens convenables. C'est ordinairement à l'application d'un pessaire que l'on a recours ; mais encore son emploi doit être fait avec l'habitude et le discernement d'un médecin.

Hystérie.

C'est une affection convulsive, ordinairement de longue durée, qui se compose d'accès et d'attaques pendant lesquels il y a souvent suspension incomplète des facultés intellectuelles.

Cette maladie est caractérisée par des troubles très variés dans les fonctions de l'appareil de la digestion et dans celui de la respiration ; le cou se gonfle et acquiert une tension très pénible pour la malade.

Le siége de cette affection est depuis bien des siècles le sujet des hypothèses les mieux soutenues d'abord, et qui bientôt s'effacent pour faire place à d'autres. L'opinion la plus accréditée encore aujourd'hui considère l'*hystérie* comme une maladie de la matrice, opinion qui, du reste, est tout-à-fait en harmonie avec le nom qu'on a donné à la maladie.

Quant à nous, il ne nous répugne pas d'admettre avec quelques auteurs que le siége primitif de l'hystérie soit dans la matrice. Cet organe reçoit, en effet, des ramifications nerveuses de deux ordres bien distincts ; ce qui nous explique les troubles de la digestion et de la respiration, ainsi que le sentiment de suffocation et l'ascension vers le cou d'une boule, si bien désignée par les malades.

ils utiles qu'autant qu'ils sont bien appliqués. C'est donc au discernement du médecin à employer les moyens propres à combattre cette infirmité, et à donner à la femme de salutaires avis pour lui procurer les douces consolations de la maternité.

COUP-D'ŒIL RAPIDE

SUR L'INFLUENCE QU'EXERCENT

LES MALADIES VÉNÉRIENNES

DANS CERTAINES AFFECTIONS.

L'influence qu'exercent les maladies syphilitiques sur la production des affections que nous avons signalées, comme le chancre, l'orchite, le sarcocèle, l'hydrocèle, etc., est trop grande, pour que nous n'en disions pas un mot. Il est remarquable, en effet, que la plus grande partie des individus qui sont atteints d'orchite chronique, d'un testicule squirrheux, ou d'épanchement de sérosité dans les bourses, ont été plus ou moins long-temps tourmentés préalablement par des écoulements du canal urinaire résultant de rapports impurs. D'un autre côté, lorsque les maladies vénériennes ont été répercutées, ou lorsqu'elles n'ont pas été déracinées par un traitement méthodique et rationnel, l'économie reste sous l'influence du principe, ou, mieux, du virus vénérien; et ce n'est souvent qu'avec beaucoup de peine que l'on parvient à faire supporter à des malheureux déjà épuisés les agents nécessaires pour en neutraliser l'action.

Les écoulements et les autres affections syphilitiques, avons-nous dit, sont une cause fréquente de certaines maladies ; nous pourrions ajouter, sans crainte d'être démentis par l'expérience, qu'ils en sont la plus fréquente ; et, cependant, avec quelle légèreté sont-elles combattues ! Il semble qu'une gonorrhée soit véritablement la maladie la plus simple, celle qui mérite le moins de précautions. Il est vrai que le public est entretenu dans cette erreur préjudiciable par la foule d'individus qui annoncent des spécifiques infaillibles. Qu'arrive-t-il ? Les malades, persuadés que cette affection est bénigne, ne consultent pas les médecins consciencieux et éclairés ; ils se rendent chez les fabricants d'opiats, y laissent leur argent, et trop souvent leurs espérances. Les uns, en effet, dont l'estomac est délicat ou déjà irrité, sont bientôt forcés de renoncer à un remède qui menace de les détruire ; les autres, débarrassés par une révulsion énergique, au bout de quelques jours, de la gonorrhée qui les tourmentait, croient en avoir fini avec la cause qui l'avait déterminée, ils s'abandonnent aux illusions des passions avec un nouvel empressement... Hélas ! le temps a marché, et les mêmes hommes, rentrés par le mariage dans une vie régulière, devenus père de famille, se voient couverts de pustules ou de végétations ; des ulcérations s'emparent de la gorge et menacent de la ronger ; des douleurs se font sentir dans la profondeur des os ; des exostoses surgissent à leur surface ; des affections dartreuses rebelles s'étendent sur la peau, et résistent pendant un temps infini aux divers traitements...

La gonorrhée, loin d'être une maladie simple, mérite

donc toute l'attention du médecin éclairé. Il appréciera
sa nature, le dégré d'inflammation dont elle est accompagnée; il suivra ses progrès et ses complications. Il se
gardera bien d'avoir recours d'une manière intempestive
à la méthode révulsive. Une pareille imprudence est souvent suivie de l'engorgement des testicules ou d'ophtalmie
vénérienne, laquelle compromet presque toujours l'organe de la vision.

Le traitement d'un écoulement gonorrhéique est,
comme on le voit, un fait de la plus haute importance.
Combattre les accidents inflammatoires suivant le degré
d'intensité qu'ils présentent, attaquer la cause sous l'influence de laquelle ils se sont manifestés, employer à
propos les révulsifs qui doivent en tarir la source : telle
est la méthode que nous mettons en usage, et à l'aide
de laquelle nous avons eu la satisfaction de guérir radi-
calement les nombreux malades qui sont venus réclamer
les secours de notre expérience.

Nota. Nous nous proposons d'examiner, dans un nouveau mémoire, les rétrécissements du canal urinaire, ayant toujours
pour cause la gonorrhée.

FIN.

TABLE.

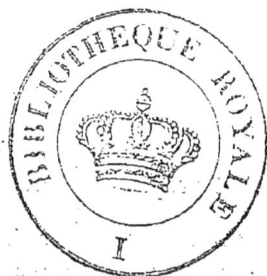

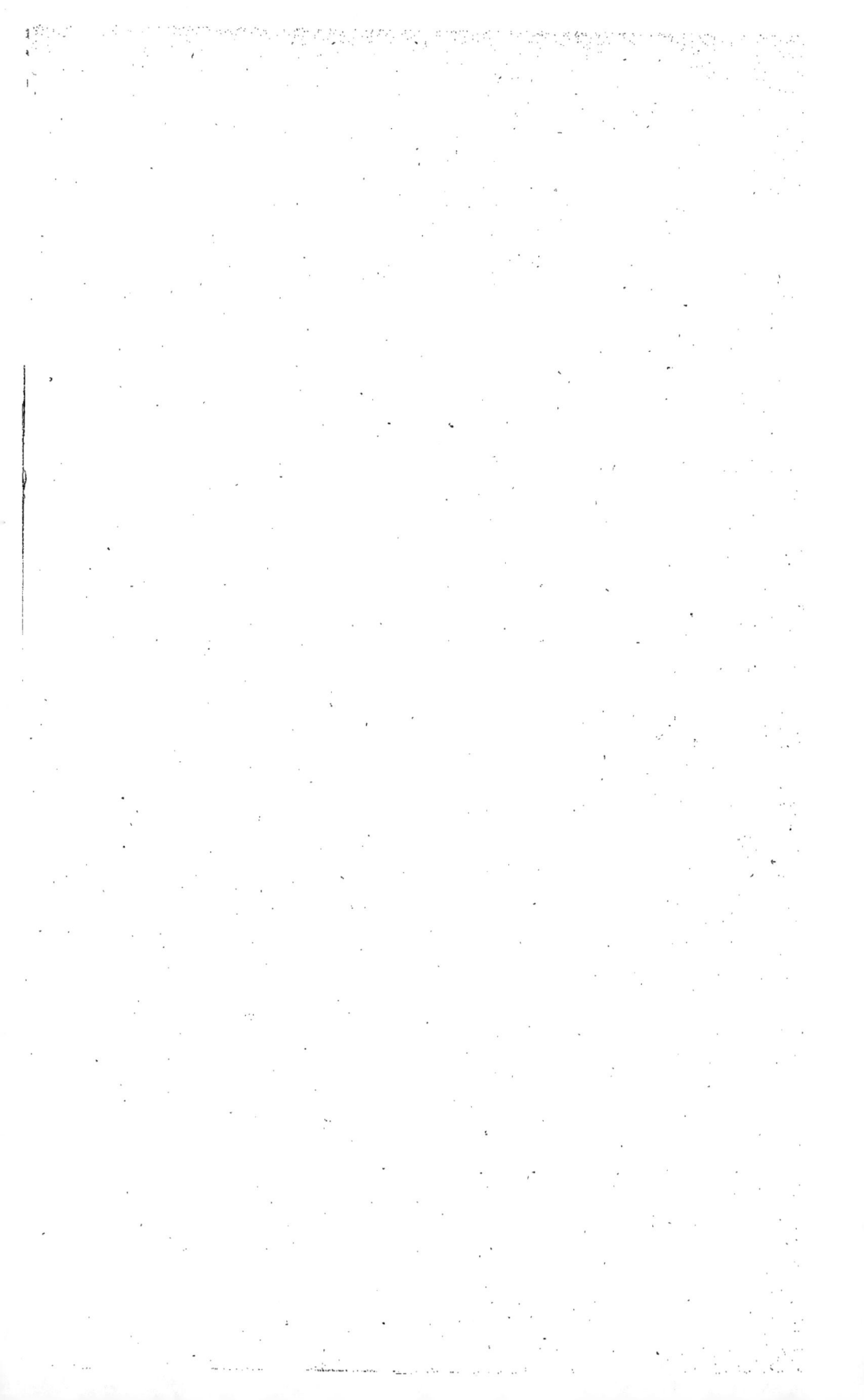

www.ingramcontent.com/pod-product-compliance
Lightning Source LLC
Chambersburg PA
CBHW071414200326
41520CB00014B/3443